BEI GRIN MACHT SICH IHR WISSEN BEZAHLT

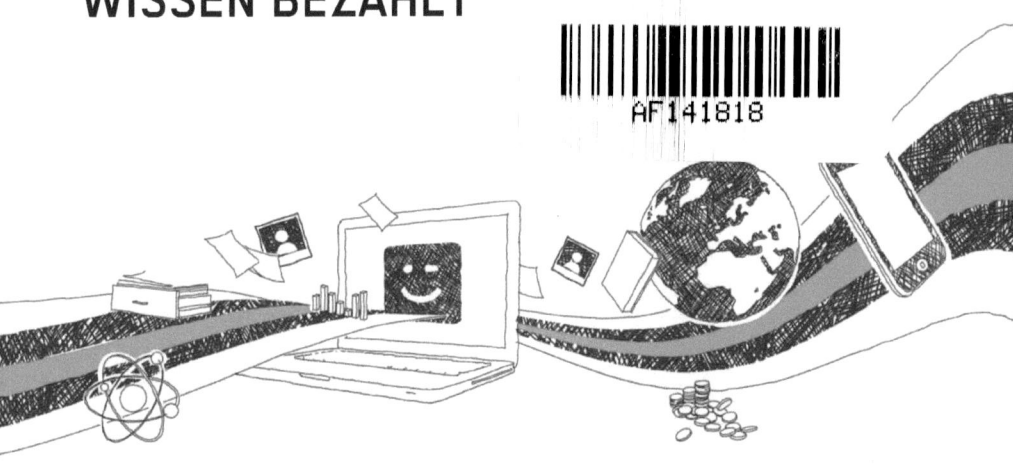

- Wir veröffentlichen Ihre Hausarbeit, Bachelor- und Masterarbeit

- Ihr eigenes eBook und Buch - weltweit in allen wichtigen Shops

- Verdienen Sie an jedem Verkauf

Jetzt bei www.GRIN.com hochladen und kostenlos publizieren

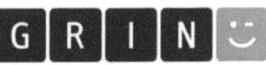

Joerg Vieweg

Bestehende Belastungen und Beanspruchungen im Tätigkeitsbereich des Rettungsfachpersonals

GRIN Verlag

Bibliografische Information der Deutschen Nationalbibliothek:

Die Deutsche Bibliothek verzeichnet diese Publikation in der Deutschen National-
bibliografie; detaillierte bibliografische Daten sind im Internet über http://dnb.d-
nb.de/ abrufbar.

Impressum:

Copyright © 2000 GRIN Verlag GmbH
Druck und Bindung: Books on Demand GmbH, Norderstedt Germany
ISBN: 978-3-638-93529-6

Dieses Buch bei GRIN:

http://www.grin.com/de/e-book/82732/bestehende-belastungen-und-beanspruchun-
gen-im-taetigkeitsbereich-des-rettungsfachpersonals

GRIN - Your knowledge has value

Der GRIN Verlag publiziert seit 1998 wissenschaftliche Arbeiten von Studenten, Hochschullehrern und anderen Akademikern als eBook und gedrucktes Buch. Die Verlagswebsite www.grin.com ist die ideale Plattform zur Veröffentlichung von Hausarbeiten, Abschlussarbeiten, wissenschaftlichen Aufsätzen, Dissertationen und Fachbüchern.

Besuchen Sie uns im Internet:

http://www.grin.com/

http://www.facebook.com/grincom

http://www.twitter.com/grin_com

Bestehende Belastungen und Beanspruchungen im Tätigkeitsbereich des Rettungsfachpersonals

EINLEITUNG

Im Rahmen der studienbegleitende Hausarbeit im Sozial- und Gesundheitsmanagement wurde diese Arbeit zu den Bestehende Belastungen und Beanspruchungen im Tätigkeitsbereich des Rettungsfachpersonals verfasst. Ziel der Arbeit ist es, bestehende Belastungen und daraus resultierende Beanspruchungen im Rettungsdienst aufzuzeigen (Abb. 1).

In der tätigkeitsspezifischen Arbeitswelt des Rettungsassistenten und Rettungssanitäters (im weiteren: Rettungsfachpersonal) bestehen hohe Belastungen. Daraus erwachsen unterschiedliche Beanspruchungen. Durch die Technisierung und den Fortschritt in der präklinischen Notfallmedizin existieren heute weitaus mehr Möglichkeiten zur Patientenversorgung, als noch vor Jahrzehnten. Der Rettungsdienst entwickelte sich vom reinen Transportwesen hin zu einem verlängerten Arm intensivmedizinischer Möglichkeiten. Auch stiegen die Einsatzzahlen kontinuierlich an[1] (Deutscher Bundestag o.J.). Dadurch kam es erwartungsgemäß sowohl zu einer Veränderung des Tätigkeitsprofils als auch zu einem Anstieg der Belastungen des nichtärztlichen Rettungsdienstpersonals[2] (Schreml 1986 : 2; Koch 1996 : 22).

Die Tätigkeit im Rettungsdienst ist hochbelastend und -beanspruchend und vergleichbar mit den Tätigkeiten Beschäftigter unter Lärm- und Akkordarbeit (Schreml 1986 : 98 und 100). Durch die Mehrfachbelastungen handelt es sich bei der Tätigkeit im Rettungsdienst um mittelschwere und schwere Arbeit im »Wechsel von Gehen, Stehen, Sitzen, und Knien, teils auch Über-Kopf-Arbeit.« Dazu kommen noch Schicht- und Nachtarbeit, erhöhtes Infektionsrisiko, Zeit- und Verantwortungsdruck sowie Arbeit bei jedem Wetter und nahezu an jedem Ort (Scholz; Wittgens 1992 : 866).

Trotz solcher Belastungen, konnte eine erhöhte Mortalität unter dem Rettungsfachpersonal durch Grainger et al. in einer Untersuchung von 360 britischen Rettungssanitätern nicht festgestellt werden (Grainger 1985 : 30). Vergleichbare Untersuchungen aus Deutschland sind nicht bekannt.

Seit Anfang der 80er Jahre beschäftigt man sich näher mit den besonderen Problemen der Arbeitsplatzbelastung im Rettungsdienst. Dabei ist der derzeitige Umfang des Forschungsstandes zu Belastung und Beanspruchung in der Arbeitswelt „Rettungsdienst" in Deutschland im Vergleich zu den USA und Großbritannien eher gering (Schreml 1986 : 2).

In Deutschland wurden in den letzten Jahren zwar eine Anzahl einschlägiger Fachartikel in den Rettungsdienstzeitschriften publiziert, es fehlt aber an wissenschaftlichen Untersuchungen zu diesem Bereich. Bei den bestehenden Untersuchungen und Erhebungen reduzieren sich die Fragestellungen oft nur auf einen Teilaspekt. Statistisches Material ist für die hier beschriebene Berufsgruppe rar und zudem nicht

---

[1] Einsätze insgesamt: 1985 (5,97 Mio.), 1987 (5,92 Mio.), 1988/1989 (6,17 Mio.), 1990/1991 (6,53 Mio.), 1992/1993 [einschl. neue Bundesländer] (8,24 Mio.), 1994/1995 (8,45 Mio.).

[2] Im weiteren bezeichnet als Rettungsfachpersonal

sehr inhaltsreich. Berufsgenossenschaften subsumieren nach neuerer Terminologie, die Gruppe Rettungsassistent/Rettungssanitäter in der Berufsklassifizierung (854)»Helfer in der Krankenpflege«. Dies macht derzeit eine seriöse Datenermittlung unmöglich. Eine dezidierte Erfassung von Daten ist auch aufgrund der Zuordnung des Rettungsfachpersonals zu den unterschiedlichen Unfallversicherern schwierig[3]:

Arbeitnehmer beschäftigt bei...	Unfallversicherungsträger
Privaten Unternehmen	BG Fahrzeughaltung
Hilfsorganisationen	BG Gesundheits- und Wohlfahrtspflege bzw. Landesunfallkassen
Feuerwehren	Feuerwehrunfallkassen (Berufsfeuerwehren) und Landesunfallkassen (Freiwillige Feuerwehren)

Ein weiteres Problem in der Beurteilung der vorhandenen Untersuchungen ist, daß sie oft nur am Rande die speziellen Problemkreise des Rettungsfachpersonals erfassen und diskutieren (Murphy 1994; AMD-Report 1996). Das Rettungsfachpersonal wird in Erhebungen zumeist als Teilgruppe der Gesamtheit der untersuchten Feuerwehrleute erfaßt (Reischl 1981; Ferderiuk 1993; Murphy 1994 und AMD-Report 1996). Aufgrund dieser Vermischung von Daten können direkte Rückschlüsse auf Beanspruchung nur schwer oder gar nicht gezogen werden.

STRUKTURDATEN DES RETTUNGSDIENSTES IN DER BRD

Funktionen des Rettungsdienstes

Die Aufgabe des Rettungsdienstes ist es, Menschen, welche aufgrund von Unfall oder Erkrankung in ihrem Wohlbefinden auf das schwerste beeinträchtigt sind und/oder sich in Lebensgefahr befinden, durch gezielte Überwachung und Behandlung am Ort des Geschehens und während des Transportes am Leben zu erhalten, Schmerzen zu beseitigen, zusätzliche Schäden zu verhindern, die durch Schmerzen und Angst verursachte menschliche Not zu mildern und in bestimmten Fällen eine Wiederbelebung klinisch Toter zu versuchen (Gorgaß; Ahnefeld und Rossi 1997).

Länderregelung/Föderalismus

Der Staat hat im Rahmen der allgemeinen Daseinsvor- und -fürsorge die Sicherstellung der Versorgung im Notfall zu gewährleisten (Grundgesetz: Artikel 30, 70, 73, 74 und 83). Nach dem föderalistischen Prinzip hat der Bund die Ausgestaltung der rettungsdienstlichen Versorgung in den Kompetenzbereich der Länder gelegt. »In Deutschland zählt der Rettungsdienst zu den Obliegenheiten der Bundesländer. Er ist in den einzelnen Landesrettungsdienstgesetzen geregelt. Innerhalb der Ländergrenzen wurden Rettungsdienstbereiche festgelegt....dieser ist in der Regel kommunalen Behörden zugeordnet. Von diesen wird...[der Rettungsdienst; JV] auf...Hilfsorganisationen, Feuerwehren u.a. übertragen« (Böhmer et al.

---

[3]   Bundesverband der Unfallversicherungsträger der öffentlichen Hand e.V, München.

1996 : 4). Die in den Rettungsdienstbereichen bestehenden Rettungsleitstellen übernehmen die Koordination aller Einsätze.

Leistungsvolumen (Einsatzzahlen/-arten)

Nach einem Bericht zur Leistungsanalyse des Rettungsdienstes der Jahre 1994/1995 wurden jährlich durchschnittlich 9,5 Mio. Einsatzfahrten durchgeführt. Davon wurden nach der Gesamthochrechnung, mehr als vier von fünf Einsatzfahrten (83,7%) mit den Transportmitteln Krankentransportwagen (KTW) und Rettungstransportwagen (RTW) durchgeführt (Schmiedel 1997 : 31). Diese Fahrzeuge sind, je nach Bundesland, mit Rettungssanitätern und/oder Rettungsassistenten besetzt. Ein Notarzt befindet sich nicht auf diesen Fahrzeugen. Dies impliziert, daß die Mehrzahl aller Einsätze im Rettungsdienst und Krankentransport ohne Notarzt erfolgen (Abb. 2).

Wie auch andere Bereiche des Gesundheitswesens, steht der Rettungsdienst unter ökonomischem Druck. Dieser wird verstärkt durch die politischen Bemühungen den Krankentransport vom Rettungsdienst zu lösen. Dabei soll primär der Krankentransport dem freien Wettbewerb überlassen werden und der Rettungsdienst frei von Wettbewerb agieren. Bis dato haben insbesondere die Hilfsorganisationen ihre Vorhaltekosten des Rettungsdienstes aus der Krankenbeförderung finanziert. Es ist zu erwarten, daß der Preiskampf und die Konkurrenz in dem neuen „Marktsegment" Krankenbeförderung auch die Arbeitssituation der Beschäftigten nicht unberührt läßt (BMG 1995; Döhler 1995; Bartels 1995).

Personalzahlen

Im Rettungsdienst sind überwiegend Männer beschäftigt Frauen sind nur mit 3% im Rettungsdienst vertreten (Runggaldier 1997 : 717). Insgesamt sind, laut Hochrechnung von Schmiedel, zur Zeit 25.632 hauptamtliche Personen im Rettungsdienst tätig. Von ihnen waren zum Zeitpunkt der Erhebung Rettungsassistenten (I: 64,4%; II: 73%), Rettungssanitäter (I: 31,9%; II: 24%) oder Personen mit anderen Qualifikationen (I: 3,7%; II: 3%). Zusätzlich waren 5015 Personen während ihres Zivildienstes im Rettungsdienst als Rettungssanitäter oder Rettungshelfer beschäftigt. Dies entspricht »einem Personalleistungsäquivalent von fast 4000 hauptamtlichen Vollzeitkräften«. Die ehrenamtlichen Helfer im Rettungsdienst der BRD (Ohne Niedersachsen) leisteten zusätzlich insgesamt mehr als 4 Mio. Stunden (I: Schmiedel 1997: 13, II: Runggaldier 1997 : 717). Dies macht ein zusätzliches Personaläquivalent von nochmals 2000 hauptamtlichen Einsatzkräften aus. Man kann derzeit davon ausgehen, daß rechnerisch nahezu **31.630** Personalstellen im Rettungsdienst für das Rettungsfachpersonal zur Verfügung steht. Allerdings gibt es derzeit keinerlei verbindliche und ausgewiesene Bedarfszahlen für den Rettungsdienst. Die Untersuchung von Runggaldier bezieht sich auf eine Stichprobenanalyse von 1525 Rettungsdienstmitarbeitern. Zum Vergleich waren im Jahre 1992 in den stationären Einrichtungen der Krankenhäuser in der BRD insgesamt 304.063 Personen im Krankenpflegebereich' beschäftigt (BMG 1994 : Abschnitt 7.3).

---

[4] Bei der Berechnung sind nur examinierte Pflegekräfte in Ost- und Westdeutschland berücksichtigt worden. Krankenpflegehelfer und -schüler sind nicht mitgezählt.

Die durchschnittliche Dauer der Berufsausübung wird in der Untersuchung von Runggaldier mit 10,5 Jahren angegeben (Runggaldier 1997 : 9). Diese relativ kurze Berufsverweildauer läßt die These zu, daß dafür die hohen Arbeitsbelastungen sowie die geringen und unzureichenden Aufstiegsmöglichkeiten verantwortlich sind. Runggaldier fand heraus, daß die Berufserwartungen (z.b. Aufstiegsmöglichkeiten, Bezahlung, sicherer Arbeitsplatz) häufig nicht mit der Berufswirklichkeit korrelieren (Runggaldier 1997 : 9). Auch dies könnte ein Grund für das kurze verweilen im Beruf sein. Um diese These zu hinterfragen, wären weitere wissenschaftliche Untersuchungen notwendig.

Qualifikationen

Im Rettungsdienst gibt es unter dem Rettungsfachpersonal derzeit drei unterschiedliche Qualifikationsstufen.

(1) **Rettungshelfer** (160 Stunden theoretische Ausbildung, 80 Stunden Klinikpraktikum und 80 Stunden Rettungswachenpraktikum). Der Einsatz erfolgt, je nach Länderregelung (s.o.)⁵,auf einem KTW oder RTW als Fahrer.

(2) **Rettungssanitäter** (200 Stunden theoretische Ausbildung, 160 Stunden Klinikpraktikum und 160 Stunden Rettungswachenpraktikum). Der Einsatz erfolgt, je nach Länderregelung (s.o.), auf einem KTW, RTW oder NAW als Fahrer oder Einsatzleiter (Beifahrer).

(3) **Rettungsassistent** (1200 Stunden theoretische Ausbildung davon 480 Stunden Klinikpraktikum und zusätzlich 1600 Stunden Rettungswachenpraktikum). Der Einsatz erfolgt auf allen verfügbaren Rettungsmitteln - z.B. KTW, RTW, NAW oder RTH (Rettungshubschrauber) als Fahrer oder Einsatzleiter (Beifahrer).

Die theoretische Ausbildung findet derzeit an staatlich anerkannten Berufsfachschulen statt. Die praktische Ausbildung wird durch staatlich anerkannte Lehrrettungswachen geleistet.

Aufgaben des Rettungsfachpersonals

§3 des RettAssG beschreibt die Anforderungen der Ausbildung und den Aufgabenbereich des Rettungsassistenten. Hier heißt es:

»Die Ausbildung soll entsprechend der Aufgabenstellung des Berufs als Helfer des Arztes insbesondere dazu befähigen, am Notfallort bis zur Übernahme der Behandlung durch den Arzt lebensrettende Maßnahmen bei Notfallpatienten durchzuführen, die Transportfähigkeit herzustellen, die lebenswichtigen Körperfunktionen während des Transports zum Krankenhaus zu beobachten und aufrechtzuerhalten sowie kranke, verletzte und sonstige hilfsbedürftige Personen, auch soweit sie nicht Notfallpatienten sind, unter sachgerechter Betreuung zu befördern. (Ausbildungsziel)« (Gorgaß; Ahnefeld und Rossi 1997 : 507). Trotz einer geringeren Ausbildung hat der Rettungssanitäter die selben Aufgaben zu bewältigen wie ein Rettungsassistent.

---

⁵   In den einzelnen Bundesländern wird die Besetzung der Rettungsmittel durch die jeweiligen Landesrettungsdienstgesetze (z.B. HamLRDG, BayRDG) näher bestimmt.

Laut Schreml stellt »jeder Einsatz eine Kombination vieler unterschiedlicher Teilaufgaben dar...Aufgrund der komplexen Zusammenhänge wird es im Vergleich zu den meisten anderen Berufen schon schwierig, die entscheidenden Ablaufphasen zu überblicken« (Schreml 1986 : 2). In Anwesenheit eines Arztes wird das Rettungsfachpersonal zu dessen Assistent und wird im Rahmen der ärztlichen Delegation auch ärztliche Maßnahmen, soweit erforderlich, durchführen. Ist ein Arzt nicht vor Ort, dann führt das Rettungsfachpersonal bei Notwendigkeit auch selbständig und eigenverantwortlich im Rahmen des rechtfertigenden Notstandes nach § 34 StGB ärztliche Tätigkeiten durch. Dadurch kommt es zu einer starken Abhängigkeit vom Arzt und zu einem Mangel an Kontrolle und Autonomie. Dies hat wesentliche Bedeutung für die Entstehung eines Burn-Out-Syndroms (Stengel 1990 : 39; Neale 1991 : 994). Diese Hierarchiebelastung spiegelt sich in der Diskrepanz zwischen vorhandenen Kompetenzen und den tatsächlichen Handlungsmöglichkeiten wider. Die traditionelle ärztliche Sicht stellt der Geschäftsführer der Bundesärztekammer[6] dar, wenn er sagt, daß »der Beruf des Rettungsassistenten kein Heilberuf, sondern ein Hilfsberuf sei ... Er ist ein medizinischer Laie« (Am Puls 1996 : 15). Maslow fand bereits in den späten siebziger Jahren heraus, daß selbstbestimmtes Verhalten, eigenverantwortliches Handeln sowie die freie Entfaltung seiner Fähigkeiten und Potentiale der Maßstab für psychische Gesundheit sind. Wird dieses Streben blockiert, dann entfaltet sich »ein potentieller Stressor besonderer Intensität« (Maslow 1977; In: Gerbert 1981 : 144ff). Neale fand heraus, daß 72% des befragten Rettungsfachpersonals frustriert waren, weil sie nicht die Erlaubnis hatten, den Patienten nach ihren persönlichen Möglichkeiten und Befähigungen zu versorgen (Neale 1991 : 994).

Neben der Komplexität und der Kombination von Teilaufgaben kommt im Rettungsdienst der Aspekt des Zeitdrucks hinzu. Auch wenn die Mehrzahl der Einsätze keine Notfälle sind, so besteht doch grundsätzlich auch hier Zeitdruck, da die schnelle Einsatzverfügbarkeit wiederhergestellt werden muß.

ARBEITSWISSENSCHAFTLICHES KONZEPT UND DES ÖKOLOGISCHEN MODELLS DER ARBEIT NACH OPPOLZER

In der vorliegenden Arbeit soll das „Modell des ökologischen Kreislaufs der Arbeitskraft" als Ansatz dienen. Eine grundsätzliche Schwierigkeit in der Analyse von Belastung-Beanspruchungs-Beziehungen ist, daß Belastungen in der Regel nicht isoliert auftreten und damit ein Kausalzusammenhang oft nicht identifiziert werden kann. Dazu kommt die Problematik, daß die Belastungen kumulativ auftreten (Mehrfachbelastungen). Auch reagiert jeder Mensch unterschiedlich auf gleiche Belastungen. Die Modelle der Arbeits- und Sozialwissenschaft versuchen allesamt diese Wirklichkeit erklärbar und nachvollziehbar zu machen. Dabei orientierte man sich in den frühen Jahren an der rein, ergonomischen, stark mechanistisch geprägten Denkweise. Ein Beispiel hierfür ist das einfache Belastungs-Beanspruchungs-Konzept (s.u.).

Unter **Belastung** versteht man »objektive Einwirkungen der Arbeitswelt (z.B. Schwerarbeit, Lärm, Schadstoffe) auf den Menschen«. »Dazu gehören auch die Faktoren Normen und Rollenerwartung (z.B. durch Vorgesetzte und Kollegen)«. (Slesina 1987 : 41 und 62; Oppolzer 1993: 14).

---

[6] Dr. Knuth, am 29.11.95 während einer Diskussionsveranstaltung der Deutschen Angestellten Gewerkschaft. o.O.

Im Zusammenhang mit der Belastung müssen die **Beanspruchungen** gesehen werden. Sie sind subjektive »Reaktionen der Arbeitsperson, die sich in einer funktionellen Änderung physiologischer Organsysteme, in Veränderung der Handlungsvollzüge und auch im psychologischen Erleben manifestieren«. »Die Beanspruchung ist die Auswirkung der Belastungen und Aktivitäten in Arbeitenden«. Dabei »variiert« der Grad der Beanspruchung mit den individuellen Merkmalen des Beschäftigten, seinen Eigenschaften, Fähigkeiten und Fertigkeiten (Rohmert 1979 : 35; Rohmert 1983 : 10; Slesina 1987 : 47).

Es gibt einen postindustriellen Gesellschaftswandel hin zu mehr Dienstleistungsbetrieben und ein grundsätzlich verändertes Verständnisses von Arbeit[7]. Zusätzlich haben auch sozialwissenschaftliche Erklärungsansätze Einzug in die wissenschaftliche Untersuchung der Arbeitswelt gefunden. Dies ist ein Grund, weshalb psychische Belastungen in die berufliche Tätigkeits- und Wirkungsanalyse einbezogen werden (Oppolzer 1993 : 113). Der Rettungsdienst ist Teil der gesellschaftlichen Dienstleistungen und bekommt zunehmend Bedeutung.

In der DIN 33400 ist die Belastungsdefinition aus ergonomischer Sicht vorgegeben. Sie besagt, daß Belastung »die Gesamtheit der Einflüsse (aus Arbeitstätigkeit, -organisation und -umgebung) ist, die auf den Menschen wirken und unterschiedlichste mentale, muskuläre oder andere physiologische Anforderungen an den Organismus stellen« (in Oppolzer 1989 : 23). Hierbei wird das zugrunde liegende Modell auf die belastungswirksamen Faktoren minimiert. Es werden fördernde, d.h. belastungsminimierende bzw. beanspruchungsverhindernde Faktoren nicht berücksichtigt. Es handelt sich deshalb um ein einseitig ausgerichtetes Modell. Rohmert und Landau haben 1973 dieses einfache Belastungs-Beanspruchungs-Konzept erstmals beschrieben. Ihm liegt vor allem eine stark mechanistisch-funktionale Sichtweise zugrunde. Es berücksichtigt nicht die Entlastungsmöglichkeiten des Arbeitenden durch den social support[8]. Auch werden die Möglichkeiten der Einflußnahme auf Belastung und Beanspruchung durch den Arbeitenden (als Handelnder) nicht berücksichtigt.

Neuere Konzepte hinterfragen »Belastungen auf ihren betrieblichen Ursprung« und bezieht den »Arbeitenden als aktive, handelnde Person« mit ein (Slesina 1987 : 41ff). Ein Problem hierbei ist, daß diese Konzepte nicht zur quantitativen Analyse von emotionalen Beanspruchungen geeignet sind.

Das Modell des ökologischen Kreislaufs der Arbeitskraft nach Oppolzer ist in seinen Grundzügen ein sozialwissenschaftlich orientiertes Modell[9]. Es sieht den arbeitenden Menschen auf einem Kontinuum zwischen Belastung-Beanspruchung und Erholung-Regeneration (Abb. 3). Dabei gibt es unterschiedliche Faktoren, die die Erholung (z.B. Freizeit) und Belastung (z.B. schwere Lasten) beeinflussen können.

---

[7]   Arbeit ist nicht nur Funktion zum Gelderwerb und Lebensunterhalt. Vielmehr dient sie heute zur Selbstverwirklichung und Selbstbildprägung
[8]   Social Support in Form von sozialer Unterstützung durch Kollegen/Vorgesetzte usw.
[9]   Es hat eine stark sozialwissenschaftlich orientierte Ausrichtung, da es den Menschen insbesondere im Bereich Erholung und Regeneration aus einem reinen Funktionszusammenhang heraushebt und in einen sozialen Kontext zu seiner Umwelt stellt. Dies schließt auch Freunde, Urlaub usw. ein. Der Arbeitende ist Mensch mit all seinen interpersonellen Beziehungen. Arbeit und Freizeit gehören zusammen und beeinflussen sich gegenseitig.

Kommt es zu einer übermäßigen Belastung und reicht die Zeit der Regeneration und Erholung nicht aus, um die resultierenden Beanspruchungen zu kompensieren, so kommt es nach Oppolzer zu Beeinträchtigung und/oder Störung der Gesundheit (Oppolzer 1993 : 19).

Dabei berücksichtigt und unterscheidet der Autor in seinem Modell zwischen menschengerechter und menschenungerechter Belastung. »Belastungen sind dann als menschengerecht zu betrachten, wenn die dadurch bewirkten Beanspruchungen...vollständig von den Betroffenen kompensiert werden können« (Oppolzer 1993 : 15). Entscheidend für die Intensität der jeweiligen Beanspruchung ist die Dauer und Stärke der Belastung. Graduell werden Beanspruchungen beeinflußt durch die individuelle Leistungsfähigkeit und Widerstandskraft sowie die »zur Verfügung stehenden Möglichkeiten der Bewältigung und Beeinflussung ihrer Folgen« (Oppolzer 1993 : 17). In diesem Modell von Oppolzer ist der Arbeitnehmer ein zentraler Akteur im Rahmen der Strukturen und der Organisation, in der er seine Tätigkeit ausführt. Diese sind wie alle gesellschaftlichen Strukturen von Normen, Regeln, Macht, Hierarchie, Gesetzen etc. beeinflußt. Diese zentrale Rolle gibt dem Arbeitnehmer die Möglichkeit, aktiv auf Belastung und Beanspruchung einwirken zu können. Es wird damit deutlich, daß objektive Belastungen zu subjektiven, d.h. individuellen, Beanspruchungen führen können. Weiter kann man diesem Modell entnehmen, daß es Entwicklungsmöglichkeiten zur verbesserten Kompensation und Adaption innerhalb einer Berufskarriere geben kann. Dies ist auch bei gleichbleibenden Belastungen möglich. Erst, wenn diese Kompensation und Adaption in Form von Regeneration und Erholung nicht mehr möglich ist, kommt es zu Beeinträchtigungen und/oder Störungen von Gesundheit.

BESTEHENDE BELASTUNGEN UND BEANSPRUCHUNGEN IN DER TÄTIGKEIT DES RETTUNGSFACHPERSONALS

Die hier aufgezeigten Belastungen und Beanspruchungen teile ich ein in solche, welche vorwiegend einsatzbedingt sind und solche, die nicht einsatzbedingt sind. Da aber nicht immer eine klare Trennung zwischen einsatz- und nichteinsatzbedingt zu ziehen ist, gibt es in der Analyse auch solche Belastungen und Beanspruchungen die sowohl einsatz- als auch nicht einsatzbedingt sind. Diese Systematik soll helfen, Unterschiede und Wertigkeit von Belastung und Beanspruchung im Rettungsdienst deutlicher zu machen und dient dabei lediglich als Hilfsinstrument zur besseren Analyse von Einzelfaktoren. Es ist »bis heute nicht gelungen ... oftmals sehr unterschiedliche Teilbelastungen zu einer Gesamtbelastung zusammenzufassen«. Wegen der unterschiedlichen Dimensionen der Teilbelastungen lassen diese »sich nicht einfach additiv zusammenfassen« (Rohmert und Rutenfranz 1983 : 9).

Vorwiegend einsatzbedingte Belastungen und Beanspruchungen

Belastungen des Stütz- und Bewegungsapparates im Rettungsdienst

In der rettungsdienstlichen Tätigkeit kommt es neben statischer Haltearbeit auch zu einer Belastung des Stütz- und Bewegungsapparates durch schwere dynamische Bewegung. Dabei trägt der Beruf

»maßgebliche Bedeutung an der Entstehung von Arbeitsunfähigkeit« (Schmidt 1985 : 128). Im Rettungsdienst dreht es sich hier insbesondere um Erkrankungen im Bereich der Wirbelsäule und des Bewegungsapparates (Grainger 1985 : 28; Scholz und Wittgens 1992 : 869). Durch Dauerbelastung und - beanspruchung der Wirbelsäule, durch schweres Heben und Tragen sowie länger anhaltender Zwangshaltung im Rettungseinsatz, ist vor allem mit einer Schädigung über Zeit zu rechnen. Aufgrund der ungünstigen Arbeitsbedingungen für den Bewegungsapparat und dem nicht Vorhandensein tatsächlicher Hilfsmittel (z.B. Hebekran) sind die Belastungen für den Stütz- und Bewegungsapparat im Rettungsdienst vermutlich ungleich höher als in der Krankenpflege. In einer dänischen Untersuchung wurde 1994 festgestellt, daß das Rettungsfachpersonal im Vergleich zur übrigen Bevölkerungsgruppe signifikant häufiger wegen Bandscheibenvorfall stationär behandelt werden mußte (Jensen 1994 in AMD-Report 1996 : 54). Aus ergonomischer Sicht sind vor allem folgende Faktoren für die Entstehung von Erkrankungen der Wirbelsäule verantwortlich:

- Heben und Tragen unter ungünstigen Bedingungen (enges Treppenhaus, niedrige RTW-Deckenhöhe, Stehen in gebückter Haltung, Stehen in Rotation des Rumpfes)
- Dauernde Zwangshaltung (z.B. bei Rettung einer eingeklemmten Person)
- Häufiges Heben auch über die zumutbaren Gewichtsgrenzen[10] hinaus
- Tragen schwerer Einsatzgeräte (Notfallkoffer, Immobilisationsgerätschaften, EKG etc.)
- Ziehen und Schieben (z.B. bei der Bergung und Rettung von Verunfallten, Einschieben der Trage in den RTW)
- Unzureichend und rückenunfreundlich ausgelegte Sitzmöglichkeiten in den Fahrzeugen (Gräml 1995 :52; Roloff 1994 : 77)
- Mehrfachbelastungen durch Fahrtätigkeit:
  - Fahrtätigkeit mit statischer Haltearbeit des Muskelapparates
  - Besonders hohe Anforderungen an visosensuelle und –motorische Fähigkeiten durch das ständige Rezipieren des umgebenden Verkehrs.
  - Neben den reinen Fahrgeräuschen kommt ein erhöhter Geräuschpegel durch Funk und Sonderrechtsanlage dazu.
  - Hoher zeitlicher Druck (Zwang zur Erfüllung eines zeitlich-räumlichen Schemas – Einhaltung der Hilfsfrist; Auffinden der Einsatzstelle unter Zeitdruck).
  - Teilweise zeitlich ungünstige Einsatzbedingungen (z.B. Nachts).
  - Fahren bei jedem Wetter.
  - Bei langen Fahrten (z.B. Verlegungsfahrten über Land) erhöhte Monotonieneigung insbesondere in der Nacht.

Indirekt wirken Streß, Zeitdruck, Witterung, Schichtdienst als weitere Risikofaktoren für die Belastung des Bewegungsapparates und insbesondere der Wirbelsäule (Gaber und Hoeppner 1993 : 918). Hinzu kommen auch die »...psychische..und soziale Dimensionen von Arbeitssituation und Arbeitsvollzug« (Schmidt 1985 : 114). Mangelnde oder falsche Ernährung begünstigen die Entstehung von

---

[10] Lastgewichtsgrenzen, deren regelmäßiges Heben und Tragen mit einem erhöhten Risiko für die Entwicklung bandscheibenbedingter Erkrankungen einhergehen: Männer 18-39 Jahre=25kg, Frauen 18-39 Jahre=15kg; Männer ab 40 Jahren=20kg, Frauen ab 40 Jahre=10kg. (Vgl. Gaber und Hoeppner 1993 : 920)

Wirbelsäulenschäden, da wichtige Mineralstoffe und Flüssigkeit zur Erhaltung der Elastizität der Bandscheiben fehlen. Durch falsche und ungesunde Ernährung kann leicht Übergewicht entstehen. Dieses Übergewicht belastet die Wirbelsäule zusätzlich.

Nach einer Untersuchung von Brecheisen, empfanden rund 20% der Befragten die Arbeit im Rettungsdienst als körperlich so belastend, daß sie nach dem Dienst »nichts mehr unternehmen« konnten (Brecheisen 1992 : 117). Untersuchungen zur tätigkeitsbedingten Berufs- und/oder Erwerbsunfähigkeit aufgrund von Erkrankungen des Stütz- und Bewegungsapparates liegen derzeit nicht vor.

Belastungen durch Lärm

Lärm ist einer der Hauptfaktoren von Belastung in der Arbeitswelt. Neben dem Lärm der Arbeit kommt in der heutigen Zeit dazu, daß auch der Lärm in Freizeit (Konzerte, Motorradfahren etc.) und Lebensraum (Straßenverkehr etc.) hoch ist. So potenzieren sich nicht zuletzt die Lärmbelastung aus der Arbeitswelt mit dem Lärm aus Freizeit und Lebensraum. Rund ein Viertel aller Arbeitnehmer soll durch Lärm belastet sein. »Hörschäden gehören zu den häufigsten...gesundheitlichen Beeinträchtigungen« überhaupt (Oppolzer 1993 : 80). Als »geltende Gehörgefährdungsgrenze« kann derzeit 85dB(A)[11] angesehen werden. Wobei die Einwirkungszeit 430 Minuten pro Tag nicht übersteigen sollte. Steigt der Schallpegel, sinkt die zulässige Einwirkzeit. (Konietzko/Dupius 1989 : II-3.2; 7). Vegetative Reaktionen sind bereits ab einem »Schallpegel oberhalb 70-80dB(A) zu erwarten« (Rebentisch; Lange-Asschenfeld; Ising : 25). Die Lärmbelastung im Rettungsdienst ist bis heute kaum untersucht worden. Die vorhandenen Untersuchungen beziehen sich zumeist auf Feuerwehrleute, die zwar auch im Rettungsdienst tätig sind, aber deren Zahlen man aufgrund der unzureichenden Trennung kaum verwerten kann. Außerdem ist die Auswertung und Interpretation solcher Untersuchungen sehr schwierig, da die Untersuchten sehr individuelle Belastungen und Beanspruchungen neben der Arbeit haben. Eine vom Autor gestellte Anfrage bei 14 Fahrzeugbauern und Herstellerfirmen von Sondersignalanlagen bezüglich vorhandener Untersuchungsergebnisse zur Schallpegelhöhe von Signalanlagen in der Fahrerkabine blieb von 10 Firmen unbeantwortet. Die Firmen welche antworteten, verfügten über keinerlei Messungen oder Untersuchungsergebnisse zu diesem Problemkreis. Eine Firma verwies mich auf die DIN 75080 Teil 1 (s.u.). Johnson et al. berichten in einer Untersuchung aus dem Jahre 1980 von einer deutlichen Reduktion des Gehörs bei amerikanischen Rettungssanitätern und führt dies zurück auf die hohe Lärmbelastung in den Rettungsfahrzeugen (Johnson; Hammond; Sherman : 557-561). Reischl et al. konnten einen gehäuften Hörverlust bei Feuerwehrmännern im Vergleich zur übrigen Bevölkerung aufgrund von berufsbedingter Lärmbelastung feststellen. Sie machen im wesentlichen die Fahrzeuggeräusche sowie die Signalanlage (Sirenen) dafür verantwortlich (Reischl 1981 : 661).

In Deutschland sagt lediglich die DIN 75080 Teil 1[12] etwas zur Lärmbegrenzung im Innenraum eines Krankenkraftwagens aus. Sie beschränkt das zulässige Innengeräusch im Krankenraum auf max.

---

[11]   dB(A) = Dezibel; ist die Maßeinheit des Schalldruckpegels.
[12]   Die DIN 75080, Teil 1 bezieht sich auf die allgemeinen Anforderungen und Prüfung für Krankenkraftwagen. Diese Norm
         erstreckt sich auch auf Rettungswagen.

78dB(A) bei einer Geschwindigkeit von 120 km/h (Handbuch des Rettungswesens 1993 : 3). Derzeit gelten keine Beschränkungen zur Lärmbelastung während der Einsatzfahrt mit Martinshorn (Signalanlage). Schallmessungen unter Einsatzbedingungen aus dem Jahre 1986 belegen, daß während Sonderrechtsfahrten deutlich erhöhte Schallpegel durch die Signalanlage erreicht wurden. Hierbei waren durchschnittliche Werte von 85dB (A) im RTW gemessen worden. Da der Schallpegel aber durch andere Geräusche (z.B. durch Fahrgeräusche, Funk) überlagert wurde, kamen auch »Spitzenwerte ... bis 108dB(A)« zustande. Im Mittelwert betrug der im RTW gemessene Schallpegel in der Fahrerkabine 94dB(A) (Schmiedel und Unterkofler 1986 : 84). Reischl et al. haben sogar Werte bis 115dB(A) während Fahrten unter Einsatz von Signalanlagen gemessen (Reischl 1981 : 656). Die erhöhten Schallpegel entstehen durch eine »Überlagerung aus Signalhorn, Fahr- und Funkgeräuschen« (Schreml 1986 : 74). Diese Werte lassen, neben den extraauralen Störungen, d.h. die nicht das Ohr betreffenden Störungen, sowohl eine »temporäre wie auch permanente Verschiebung der Hörschwelle« erwarten (Oppolzer 1993 : 83). Auch ist die lärmschädigende Wirkung maßgeblich abhängig davon, ob die Geräusche hoch- oder niederfrequent, impulsartig oder konstant auftreten. Dabei sind hochfrequente und impulsartige Geräusche, wie sie auch durch die Signalanlage hervorgerufen werden, deutlich schädigender (Gebert 1981 : 102).

Neben der Lärmbelastung während der Einsatzfahrt mit oder ohne Sondersignalen, kommt es häufig an der Einsatzstelle zu einer erhöhten Lärmbelastung. Beispiel hierfür ist die längere Rettung einer eingeklemmten Person aus ihrem Fahrzeug. Hier wird häufig neben dem Unfallfahrzeug, durch die Feuerwehr in Kompressor betrieben, der Strom zum Einsatz elektrischer Geräte bereitstellt. In diesem Fall kann es zu einem Anstieg des Schallpegels auf »bis zu 118dB(A)« kommen (AMD-Repport 1996 : 26).

Zu den durch erhöhten Schallpegel verursachten extraauralen Störungen gehören:

- **Belastung des Herz-Kreislaufsystems durch Anstieg des Blutdrucks, der Herzfrequenz und Herzrhythmusstörungen** (Konietzko/Dupius 1989 : III-4.2; 3ff; Rebentisch; Lange-Asschenfeld; Ising: 24ff. und AMD-Report 1996 : 47)

- **Schlafstörungen** (Konietzko/Dupius 1989 : III-4.2; 3ff; Rebentisch; Lange-Asschenfeld; Ising : 24ff. und AMD-Report 1996 : 47)

- **Adrenalin/Noradrenalin Anstieg** (Konietzko/Dupius 1989 : III-4.2; 3ff und Rebentisch; Lange-Asschenfeld; Ising : 24ff.)

- **Anstieg des Blutzuckerspiegels** (Rebentisch; Lange-Asschenfeld; Ising : 24ff.)

- **Konzentrationsschwäche** (Konietzko/Dupius 1989 : III-4.2; 3ff; Rebentisch; Lange-Asschenfeld; Ising : 24ff. und AMD-Report 1996 : 47)

- **Kommunikationsstörung** (Konietzko/Dupius 1989 : III-4.2; 3ff und Rebentisch; Lange-Asschenfeld; Ising : 24ff.)

- **Erhöhte Unfallgefährdung durch verminderte Gefahrenwahrnehmung** (Konietzko/Dupius 1989 : III-4.2; 3ff und Rebentisch; Lange-Asschenfeld; Ising : 24ff.)

- **»Reduzierung der Fähigkeit zur Streßbewältigung bezüglich anderer Stressoren«** (Rebentisch; Lange-Asschenfeld; Ising : 24ff)

- **»Störung in der Herausbildung von Motivation«** (Rebentisch; Lange-Asschenfeld; Ising : 24ff.)

- **Abnahme der Immunabwehr** (Rebentisch; Lange-Asschenfeld; Ising : 24ff.)

- **Genervtheit, Aggressivität, Nervosität** (AMD-Report 1996 : 47
- **Gastrointestinale Störungen** (Konietzko/Dupius 1989 : III-4.2; 3ff und Rebentisch; Lange-Asschenfeld; Ising : 24ff.)

Neben den beschriebenen auralen und extraauralen Störungen scheint auch die allgemeine Anfälligkeit für Erkrankungen bei lärmexponierten Arbeitern erhöht zu sein (Rebentisch; Lange-Asschenfeld; Ising : 55).

Verletzungs- und Infektionsrisiko im Rettungsdienst

Der Rettungsdienst birgt für das Rettungsfachpersonal ein hohes Maß an Verletzungs- und Unfallrisiko. Erbe bestätigt eine hohe Zahl von Verletzungen, vorwiegend im Bereich des Fußes. (Erbe 1996 : 181). Zurückzuführen ist dies vor allem auf das Tragen unzureichenden Schuhwerks. Durch die besonderen Umgebungsbedingungen (unwegsames Gelände, enge Treppenhäuser mit kurzen Stufen etc.) ist das Risiko einer Sprungelenksdistorsion, deutlich erhöht. Die jetzigen GUV sehen ein Tragen von fersenschützenden Sicherheitsschuhen nicht vor.

In den Einsatzfahrzeugen selbst sind »viele Geräte unfallgefährdend angebracht. Verletzungen durch Aufprall oder sich lösende Halterungen« während eines Unfalls sind leicht denkbar (Gräml 1995 : 52). Hinzu kommt, daß bei einem Unfall mit Überschlag, die schweren Geräte (z.B. EKG, Beatmungsgeräte) nicht immer ausreichend in ihren Halterungen gesichert sind, und dann zu tödlichen Geschossen werden können. In den Ergebnissen einer Forschungsarbeit aus dem Jahre 1986 rechnete man im Rettungsdienst bundesweit mit jährlich »3500 Unfällen von Rettungsfahrzeugen« (Schmiedel und Unterkofler 1986 : 9). Da in den letzten Jahren das Einsatzaufkommen aber ständig zugenommen hat, ist auch eine Zunahme der Unfallzahlen durchaus denkbar. Hier würden neue Untersuchungen Aufschlüsse bringen. Als gesichert kann gelten, daß Fahrten mit Sondersignalen ein überdurchschnittliches Unfallrisiko haben. In einer Zusammenfassung von Kühner wird ein **vier** bis **zwölffach** erhöhtes Risiko der Unfallbeteiligung bei Fahrten mit Sondersignalen angegeben (Kühner 1990 : 27). Schmiedel und Unterkofler fanden heraus, daß die Mehrzahl der Unfälle während der Anfahrt zum Einsatzort geschehen (73,3%). Er gibt als Ursachen für dieses erhöhte Unfallrisiko folgende »hohe Belastungen« an:
- »Abrupter Sprung von einer Ruhephase in eine Hochleistungsphase
- Fahren unter Zeitdruck
- Geistige Auseinandersetzung mit den bevorstehenden Ereignissen« (Schmiedel und Unterkofler 1986 : 12)

Die Angst vor Infektionskrankheiten scheint unter dem Rettungsfachpersonal ein deutlicher Streßfaktor zu sein. So hatten zwischen 92-98% der Befragten Rettungsdienstmitarbeiter in der Untersuchung von Neale, Angst sich während der Arbeit mit Hepatitis, Aids oder einer anderen Infektionskrankheit zu infizieren (Neale 1991 : 994). Ein Infektionsrisiko besteht insbesondere dadurch, daß sich das Rettungsfachpersonal durch den Umgang mit kontaminierten (blutigen, sekretösen) spitzen Gegenständen verletzen und/oder infizieren kann. Auch der Transport von Infektionskranken birgt ein Risiko in sich. Wolf geht davon aus, daß wenn bestimmte Hygiene- und Unfallverhütungsvorschriften[13] eingehalten werden, das Infektionsrisiko als »minimal« bezeichnet werden kann (Wolf 1996 : 69). Seriöses und verwertbares Zahlenmaterial liegt aber derzeit in Deutschland nicht vor.

Untersuchungen zum Verletzungsrisiko durch gebrauchte Injektions- oder Infusionsnadeln im Rettungsdienst bestehen in der BRD derzeit ebenfalls nicht. Aufgrund eigener Erfahrungen kann aber dennoch davon ausgegangen werden, daß bei emotional belastenden und Einsätzen unter Zeitdruck die Achtsamkeit im Umgang mit „spitzem Abfall" sinkt und deshalb das Verletzungsrisiko steigt. Außerdem ist es aufgrund der räumlichen Enge im Fahrzeug häufig nicht möglich, eventuell kontaminierten Körperflüssigkeiten, z.B. Erbrochenem, auzuweichen.

Vorwiegend Nichteinsatzbedingte Belastungen und Beanspruchungen

Arbeitszeit im Rettungsdienst

Die Frage der Belastung und Beanspruchung durch Schichtarbeit ist ausreichend wissenschaftlich untersucht (Streich 1986, Widmer 1988, Konietzko/Dupius 1989, Oppolzer 1989, Oppolzer 1993). So leiden Schichtarbeiter nicht nur unter physischen Störungen (Schlaflosigkeit, Verdauungsstörungen) sondern auch unter psychischen Befindlichkeitsstörungen (Appetitstörungen) sowie sozialen und familiären Problemen (Konflikte, Verlust planbarer sozialer Kontakte).»Schichtarbeit stellt damit eine zu der Beanspruchung aus der Arbeitstätigkeit hinzutretende und mit dieser in Wechselwirkung eintretende Zusatzbeanspruchung dar« (Nachreiner in: Ott und Boldt 1983 : 338). In einer Untersuchung an 1102 Polizeibeamten zeigte sich, daß hierbei insbesondere Nacht- und Wechselschicht als Belastungen angesehen wurden. Im Gegensatz dazu, schätzte die gleiche Population in dieser Untersuchung den Aspekt „körperliche Gefährdung und Gefahrensituation" (z.B. bei Verhaftungen oder Demonstrationen) als deutlich weniger belastend ein (Münstermann/Putz 1980, in Streich 1986 : 59).

Die Arbeitszeiten im Rettungsdienst sind sehr uneinheitlich. Daraus resultiert auch eine differente Belastung und Beanspruchung der Mitarbeiter. Grundsätzlich wird die Arbeitszeit im Rettungsdienst nach dem BAT sowie den einzelnen Tarifverträgen der jeweiligen Leistungserbringer (z.B. dem Deutschen Roten Kreuz) festgelegt und beschrieben. Dabei haben gesetzliche Arbeitszeitregelungen Vorrang gegenüber individuellen Abmachungen. Unter Arbeitszeit versteht der Gesetzgeber »die Zeit vom Beginn der Arbeit bis zum Ende ohne die Ruhepausen« (ArbZG §2 Abs. 1). Dazu gehören auch die Zeiten der Arbeitsbereitschaft. Wirkung auf die Regelungen der Arbeitszeit im Rettungsdienst haben außerdem das MuSchG, die AZO, die Arbeitsschutzvorschriften und EU Richtlinien. Da niemand unter 18 Jahren im Rettungsdienst tätig sein darf[14], nimmt das JArbSchG keinen Einfluß auf die Regulierung der Arbeitszeit im Rettungsdienst. Grundsätzlich darf die wöchentliche Arbeitszeit von 40 Wochenstunden nicht überschritten werden (ArbZG §3). Allerdings regeln entsprechende Tarifverträge im Rettungsdienst eine andere Praxis. Hierbei kann »die

---

[13] Dazu gehören u.a. : Hepatitisschutzimpfungen, UVV Gesundheitsdienst, Tragen von Schutzhandschuhen, Trägerspezifische Dienstanweisungen.

[14] Vgl. Eingangsvoraussetzungen gemäß RettAssG und Regelungen zur Rettungssanitäterausbildung gemäß Bund-Länder Abkommen Rettungswesen von 1977.

regelmäßige Arbeitszeit .. bis zu 10 Stunden und nach § 7 Abs. 2 AZO auch über 10 Stunden täglich verlängert werden, wenn in der Arbeitszeit regelmäßig und in erheblichen Umfang Arbeitsbereitschaft [an]fällt« (Roesner 1987 : 64). Viele Rettungsdienste beschäftigen noch heute ihre Mitarbeiter in 24-, 36- oder gar 72-Stunden Schichten. In einer Untersuchung von finnischen Feuerwehrleuten, welche im Rettungsdienst tätig sind, wurde besonders die lange Schichtdauer (64%) als eine wesentliche Streßursache angegeben (Kalimo 1980, in: AMD-Report 1996 : 29). Bei der Schichtarbeit im Rettungsdienst bestehen, je nach Rettungsdienstbereich und Leistungserbringer, unterschiedlichste Schichtplanregelungen. Grundsätzlich kann man im Rettungsdienst von einem Wechselschichtsystem mit Nachtarbeit ausgehen. Dabei können zwei, drei, vier oder mehr Schichten bestehen. Das Rettungsfachpersonal leistet also neben der erhöhten Arbeitszeit bzw. Arbeitsplatzanwesenheit, welche nicht selten über 50 Wochenstunden hinaus geht, Schichtarbeit inklusive Nachtarbeit.

Der Arbeitsanfall ist stets unregelmäßig und selten vorhersehbar. Diese ständige Anspannung läßt das Rettungsfachpersonal auch in der einsatzfreien Zeit kaum entspannen. Der Dienst ist gekennzeichnet durch eine kontinuierliche und bei Einsatz plötzlich steigende Anspannung. So war bei der Untersuchung von 44 Rettungssanitätern die »Katecholamin- und Cortisolsekretion...am Tag der Früh- und Nachtschicht im Vergleich zum Ruhetag [als Zeichen von Streß und Anspannung, J.V.] signifikant erhöht« (Schreml 1986 : 101). Ähnliche Ergebnisse brachte auch die Untersuchung von Jamner et al. hervor. Hier wurden bei 33 männlichen Rettungssanitätern ebenfalls ein erhöhter Katecholamin- und Cortisolsspiegel im Urin, als Zeichen der körperlichen Anspannung während der Arbeit, nachgewiesen (Jamner 1991 : 394). Auch Goldstein et al. konnten in einer Untersuchung von 30 Rettungssanitätern eine signifikante Erhöhung des Blutdrucks und einen Anstieg der Herzfrequenz während der Arbeit im Vergleich zu einem freien Tag herausarbeiten. (Goldstein; Jamner; Shapiro 1992 : 51 und 53). Dagegen konnten Weiss et al. keinen signifikanten Unterschied während und nach der Arbeit für die Höhe des Blutdrucks finden (Weiss et al. 1996 : 640). Durch fehlende und tatsächliche Ruhepausen, ist eine geregelte Ernährung häufig nicht möglich. Eine Ruhepause nach dem ArbZG §4 und der AZO §12, Satz 2 ist demnach eine Unterbrechung der Arbeit von mindestens 30 Minuten bei sechs Stunden Arbeitszeit. Ausnahmen hierzu können bei Tätigkeiten welche »einen ununterbrochenen Fortgang erfordern« (AZO §12 Abs.2) tarifvertraglich anders geregelt werden. Jedoch müssen den Arbeitnehmern Kurzpausen in angemessener Dauer gewährt werden (AZO §12 Abs.2). Diese Ruhepausen werden im Rettungsdienst kaum wahrgenommen. Das Rettungsfachpersonal ist oft gezwungen »in Großküchen oder an Imbißständen .. Mahlzeiten einzunehmen« (Häusler 1995 : 79), da dies aufgrund des zeitlichen Drucks oft nicht anders möglich ist. Aufgrund der immer wieder unterbrochenen und in Hektik aufgenommenen einseitigen Verpflegung kommt es zu einem »Überangebot an gesättigten Fettsäuren, tierischen Eiweißen und einfachen Kohlehydraten« (Häusler 1995 : 79). Daraus resultiert ein häufig schnell wiederkehrendes Hungergefühl, hohe Blutfettspiegel und ein Mangel an Vitaminen und Mineralstoffen.

Einsatzbedingte und Nichteinsatzbedingte Belastungen und Beanspruchungen

Belastung durch Latex und Desinfektionslösungen

Allergische Reaktionen auf Latex treten in den letzten Jahren gehäuft in den Gesundheitsfachberufen auf (Gieres 1997 : 36). Grund dafür ist vor allem das gesteigerte Selbstschutzempfinden gegenüber möglicher Infektionen bei den Beschäftigten im Gesundheitswesen (Neale 1991 : 991). Dies führte in den vergangenen Jahren dazu, daß weltweit im Jahr mehr als 14 Milliarden Paare Latexeinmalhandschuhe verbraucht wurden (Runggaldier 1996 : 67). Auch bei Mitarbeitern im Rettungsdienst finden sich erste Anzeichen einer vermehrten Unverträglichkeit durch Latexprodukte. Latex ist nicht nur Grundstoff für Schutzhandschuhe sondern findet sich insbesondere im Rettungsdienst in einer Vielzahl von Materialien und Gerätschaften. Einige Beispiele hierfür sind: Schutzhandschuhe, Beatmungsbeutel und -maske, Blutdruckmanschette, Venenverweilkanülen, Infusionsschläuche, EKG-Kabel und Elektroden, Schienungsmaterial, Tuben etc.. Da die Latexallergie eine Kontaktallergie ist, kann sie schon durch das bloße Berühren der Haut mit Latex eine allergische Reaktion auslösen (Gieres 1997 : 36). Zu der Belastung durch Latex kommt der häufige Kontakt mit Desinfektionsmitteln hinzu. So wird die Haut nicht nur durch Latex, sondern zusätzlich durch dehydrierende und aggressive Desinfektionslösungen gereizt. Dabei ist »jedes Desinfektionsmittel, je nach Konzentration, gesundheitsgefährdend oder gar toxisch« (Wolf 1996 : 69).

Mentale und emotionale Belastungen im Rettungsdienst

Zunächst sollen die Begriffe mentale und emotionale Belastung erläutert werden. Zusammenfassend kann man diese Belastungsformen auch als psychosoziale Belastungen betrachten.

Unter **mentaler Belastung** versteht man »Tätigkeiten mit affektfreier Informationsverarbeitung«. Dabei ist die Belastung vor allem bei Tätigkeiten zu finden, deren Grundlage »Überwachungs-, Kontroll- und Steuerfunktionen sind« (Klimmer und Rutenfranz; in: Rohmert und Rutenfranz 1983 : 135). Starke mentale Beanspruchungen im Rettungsdienst treten auf, wenn eine ganze Reihe von informatorischen Reizen aufgenommen und verarbeitet werden müssen. Dabei kommt es schnell zu einer Überforderung, wenn »die Zahl der Entscheidungsprozesse, bezogen auf die Verarbeitungskapazität des einzelnen, zu groß wird« (Klimmer und Rutenfranz; in: Rohmert und Rutenfranz 1983 : 135). Ein Beispiel wäre die Anfahrt mit Sondersignalen im dichten Straßenverkehr und hohem Zeitdruck. Hier muß der Fahrer eine hohe Zahl von Informationen über sein Sinnessystem aufnehmen und verarbeiten. Lucas berichtet, daß sich die Herzfrequenz von der Voralarmierungsphase über die Anfahrt bis zum Eintreffen am Einsatzort signifikant erhöht und wertet dies als Indikator für eine mentale Belastung (Lucas 1996 : 137). Auch Kühner berichtet von deutlich erhöhten Herzfrequenzwerten unter Anfahrt zum Einsatzort als Belastungsindikator für mentale Beanspruchung (Kühner 1990 : 28).

Im Gegensatz dazu sind **emotionale Belastungen** immer einhergehend mit gefühlsbetonten Affekten wie zum Beispiel Angst, Wut, zu große Verantwortung für Menschen und Sachwerte (Klimmer und Rutenfranz; in: Rohmert und Rutenfranz 1983 : 135). Häufig treten diese Belastungssituationen nicht isoliert sondern kombiniert auf. Das Beispiel mit der Anfahrt zum Einsatzort könnte nun auch eine emotionale belastende Komponente erhalten und so als zusätzlicher Stressor wirken, wenn zum Beispiel die Einsatzmeldung lautet „lebloses Kind" (Schreml 1986 : 73; Brecheisen 1992 : 112). In der Untersuchung von Lucas wurde der Hautwiderstand als Indikator für emotionale Beanspruchung gewählt. Er fand heraus, daß »bereits während der Anfahrt zum Einsatzort« die emotionale Belastung »seine höchste Ausprägung« fand (Lucas 1996 : 137). Zu den emotionalen Belastungen gehören auch die bereits oben beschriebenen Aspekte der Hierarchiebelastung und die Rollenkonflikte. Aus den hier beschriebenen Belastungen kann Streß entstehen und ein Burn-Out-Syndrom resultieren. Zu den Gründen sei an dieser Stelle auf die Arbeiten von Widmer 1988 und Neale 1991 verwiesen. Nach Lazerus und Folkman ist Streß »eine Beziehung zwischen dem Menschen und seiner Umwelt, die von ihm als seine Ressourcen übersteigend und sein Wohlbefinden bedrohend bewertet wird» (Lazerus und Folkman 1984 : 19). Insgesamt ist der physische und psychische Streß im Rettungsdienst sehr hoch (Hammer 1986 : 539). Es muß »bei einer Teilgruppe der Rettungssanitäter mit erheblichen ... psychischen Belastungen und deren Folgen gerechnet werden (Burn-out)« (Bendel 1994 : : 363). Der typische vom Burn-Out-Syndrom betroffene Rettungssanitäter wird in der Arbeit von Neale wie folgt beschrieben:

»...as one who is above in age, considers the work environment unpleasant, considers job demands physically threatening, considers the required paperwork excessive, has problems with relationships with co-workers, ... « (Grigsby and McKnew 1988, in: Neale 1991 : 991).

Abbildung 4 zeigt die wesentlichen mentalen und emotionalen Belastungsfaktoren im Rettungsdienst. Dabei können die aus psychischer Belastung resultierenden Beanspruchungen als grundsätzliche Voraussetzung für eine hohe Energiebereitstellung im Rahmen einer erhöhten Reaktionsbereitschaft gewertet werden. Diese zumeist auf den Kreislauf wirkenden Beanspruchungen erhöhen das Risiko der Entstehung von Herz-Kreislauf-Erkrankungen (Greif, in: Ott und Boldt 1983 : 371). Aus den oben beschriebenen Belastungen resultieren eine Anzahl unterschiedlicher Beanspruchungen. Insbesondere bei den psychosozialen Belastungen« werden die intraindividuellen Unterschiede (z.B. Disposition, Grad des Kompetenzgefühls, persönliche Erlebnisse und Erfahrungen) in der Verarbeitung solcher Belastungen deutlich. In der Literatur werden folgende Bedingungen als wissenschaftlich gesicherte Ursachen für Streßentstehung angesehen:

(1) »Belastende Arbeitsumgebungsbedingungen (Lärm, Hitze, Zugluft, Nässe, Gase etc.)

(2) Über- oder Unterforderung der Leistungsfähigkeit

(3) Unklarheit über Arbeitsaufgaben oder Arbeitsmittel

(4) Ärger und Konflikte mit Vorgesetzten und Kollegen

(5) Ständige kleine Ärgernisse, die beim zügigen Arbeiten stören (z.B. organisatorische Pannen, schlechtes Material)

(6) Unbefriediegende Berufsentwicklung...« (Greif, Siegried In: Ott und Boldt 1983 : 373).

Bei näherer Betrachtung muß man feststellen, daß derzeit nahezu alle oben beschriebenen Bedingungen auch in der Arbeitswelt des Rettungsfachpersonals eine Rolle spielen. So stellte Neale fest, daß in Ihrer Untersuchung mehr als 85% der Rettungssanitäter der Meinung waren, daß das schlechte Equipment mitverantwortlich für Unzufriedenheit und Arbeitsstreß ist. Ähnlich schlecht, nämlich mit 84%, wurde der

Ärger mit den Vorgesetzten bewertet. Grund dafür war, aus Sicht der Mitarbeiter, daß die Vorgesetzten nicht wußten was tatsächlich in der täglichen Rettungsdienstarbeit getan werden muß (Neale 1991 : 994).

ANSÄTZE ZUR REDUKTION UND BEWÄLTIGUNG VON BELASTUNG UND BEANSPRUCHUNGEN IM RETTUNGSDIENST

Ziel dieser Arbeit ist es, die bestehenden Belastungen im Rettungsdienst aufzuzeigen und ihnen daraus resultierende Beanspruchungen gegenüberzustellen. Die Tätigkeit im Rettungsdienst ist hochbelastend und hochbeanspruchend. Es wird deutlich, daß das Rettungsfachpersonal einer erheblichen Mehrfachbelastung ausgesetzt ist. Die daraus resultierenden Beanspruchungen scheinen, wenn auch individuell unterschiedlich, insgesamt hoch zu sein. Die geringe Verweildauer im Beruf könnte ein Symptom von Überbelastung sein. Durch eine kurze Berufskarriere wird der Kausalitätsbezug zwischen Beruf und Krankheit deutlich erschwert. Leider gibt es derzeit kaum neuere und aus Deutschland stammende wissenschaftliche Untersuchungen aus dem Tätigkeitsbereich des Rettungsfachpersonals. Insbesondere zur tätigkeitsbedingten Berufs- und Erwerbsfähigkeit verfügen die unterschiedlichen Unfallversicherungsträger nur über unzureichendes Datenmaterial. Die Subsumierung der Berufsgruppe Rettungssanitäter/Rettungsassistent unter der Klassifizierung „Helfer in der Krankenpflege" wird den Anforderungen an wissenschaftlich verwertbaren Informationen kaum gerecht. Es ist deshalb notwendig, ein Datenpooling zur Arbeits-, Berufs- und Erwerbsunfähigkeit zu institutionalisieren. So könnten in Zukunft konkretere Aussagen über berufliche Schädigungen Beziehung gemacht werden. Ungeachtet aller Schwierigkeiten in der Interpretation der Belastungen, sind doch gewisse Problembereiche benennbar. Dazu gehören:

- Arbeitszeit

- Lärmbelastung

- Kompetenzabgrenzung

- Belastungen des Stütz- und Bewegungsapparates

Die Belastungen durch die bestehenden Arbeitszeitregelungen sind hoch. Dies wurde durch die Untersuchung von Schreml 1986, Jamner 1991 und Goldstein et al. 1992 deutlich belegt. Noch immer arbeitet das Rettungsfachpersonal in bis zu 72-Stunden Schichten. Dies ist aus arbeitswissenschaftlicher Sicht völlig unzeitgemäß. Ein hohes Maß an Beanspruchung resultiert vor allem aus der Daueranspannung und der Abwesenheit von tatsächlichen Ruhepausen während der Arbeit. Dies wirkt sich auch ungünstig auf die Ernährung des Rettungsfachpersonals aus.

Die Belastungen und Beanspruchungen durch Lärm sind nur unzureichend untersucht. Die einzige bundesdeutsche Untersuchung hierzu ist mehr als 10 Jahre alt (Schmiedel und Unterkofler 1986). Hersteller von Rettungsfahrzeugen sollten den Aspekt der Schallreduktion aufnehmen und Maßnahmen zur Lärmreduktion bei der Produktion ihrer Fahrzeuge miteinbeziehen. Hier müssen auch die Unfallversicherungen und Rettungsorganisationen aktiv tätig werden. Kurzfristige ökonomische Begründungen können keine hinreichende

Argumentation sein. Ausfallzeiten und Frühberentung durch lärmbedingte Erkrankungen werden in jedem Falle volkswirtschaftlich teurer und stehen der Humanisierung der Arbeitswelt deutlich entgegen.

Die Berufsverweildauer des Rettungsfachpersonals liegt derzeit in der BRD um 10,5 Jahren. Hier haben neben Motivation und Hierarchiebelastung auch Unter- und Überforderung einen wesentlichen Einfluß. Es erscheint deshalb sinnvoll dem Rettungsfachpersonal ausbildungsäquivalente Kompetenzen zuzumuten. Es muß versucht werden, das Ansehen des Rettungsfachpersonals gegenüber der Bevölkerung und verwandten Berufen zu steigern. Eine eigene Berufsordnung mit erhöhten Qualifikationsmerkmalen könnte hierbei behilflich sein. Eng damit verbunden sind Maßnahmen zur Verbesserung der beruflichen Weiterbildungs- und Aufstiegsmöglichkeiten zu planen und einzurichten (Runggaldier 1997 : 14).

Die Fortbildung des Rettungsfachpersonals muß vermehrt Themen zur Reduktion von physischen und psychischen Belastungen durch die Arbeit enthalten.

Die Belastung und Beanspruchung des Stütz- und Bewegungsapparates erscheint im Rettungsdienst erheblich höher als in anderen vergleichbaren Berufsgruppen (z.b. Krankenpflege). Während diese häufig eher über Hilfsmittel (z.b. Hebekran, verstellbare Betten, Schlitten) zur Entlastung, vor allem der Wirbelsäule, verfügen, muß das Rettungsfachpersonal unter schwierigsten Bedingungen Patienten heben, tragen, schieben und ziehen. Rückentraining und -schulung sowie der flächendeckende Einsatz von Hilfsmitteln (Rückenstützgurte, Roll-In Trage, Stehhöhe in den Rettungsfahrzeugen, ergonomische Sitze in den Rettungsfahrzeugen) könnten hier vermutlich die Belastung und Beanspruchung reduzieren. Zu den beschriebenen Belastungen gehören auch solche, wie:

Wetter (Nässe, Temperaturschwankungen) → Gegen die Belastungen durch Wetter muß es geeignete Einsatzkleidung geben, welche das Rettungsfachpersonal schützt.

Erhöhtes Infektionsrisiko → Präventionschulungen des Rettungsfachpersonals zur Sensibilisierung für diese Problematik.

Desinfektionsmittel und Latex → Einsatz wenig reizender Desinfektionsmittel sowie möglichst Verwendung latexfreier Materialien.

Diese wirken zusätzlich auf das Rettungsfachpersonal ein. Das Rettungsfachpersonal unterliegt einer Mehrfachbelastung.

Die einzelnen Rettungsorganisationen müssen die Beschäftigten aktiver unterstützen, wenn es um die psychosoziale Verarbeitung der tätigkeitsbezogenen Belastungen geht. Hierzu zählt z.B. die Supervision nach schwierigen Einsätzen. Derzeit finden solche Maßnahmen praktisch nicht statt (Bengel 1994: 363). Darüber hinaus ist es Aufgabe des Staates und seiner Gesundheitspolitik den ökonomischen Druck dort zu reduzieren, wo es direkte Auswirkungen auf die Humanisierung der Arbeit haben kann. Maßnahmen, die die Arbeit im Rettungsdienst menschengerechter gestalten könnten, wären unter anderen:

-    Investitionsmittelförderung zur Einrichtung ergonomischer Arbeitsplätze (Fahrzeuge, Rettungswachen)

-    Direkte Unterstützung von Gesundheitsförderungsprojekten/ -schulungen im Rettungsdienst

-    Einführung bundesweiter arbeitsmedizinischer Untersuchungen des Rettungsfachpersonal

-    Unterstützung von Präventivforschung

- Anpassung der Arbeitszeitregelungen an die 38,5 Stundenwoche
- Einführung einer Berufsordnung mit festgelegten Kompetenzen

Insgesamt ergibt sich erheblicher Forschungsbedarf, auch in Form von begleitenden Langzeitstudien, um die Arbeitsbelastungen und Beanspruchungen zu identifizieren und zu helfen die Arbeitsbedingungen insgesamt zu humanisieren sowie die Beschäftigten zu entlasten.

Autor:

Joerg Vieweg

LITERATURVERZEICHNIS

AMD REPORT 1996 : Belastungen und ihre Folgen für den Gesundheitszustand im Feuerwehr- und Rettungsdienst : Hamburger Feuerwehrstudie. (Gutachten // Freie und Hansestadt Hamburg).

AM PULS 1996 : Zeitschrift der DAG Fachgruppe „Rettungsdienst", DAG Bundesvorstand, Hamburg, 8. Jg., Heft 1/96

BARTELS, FRIEDHELM 1995 : Ökonomisierungsmodelle im Rettungsdienst, unveröffentlichtes Referat anläßlich der COM-Messe 03.05.1995 – 04.05.95 in Kassel

BENGEL, JÜRGEN 1994 : Psychische und physische Belastungen für das Rettungsdienstpersonal, Referat anläßlich des 8. DRK Rettungskongress –Leben Retten Europaweit : 363 – 369. Hrsg. Deutsches Rotes Kreuz, Bonn (1994); Dresden.

BMG 1994: Statistisches Taschenbuch Gesundheit. Bonn, 1994. Bundesministerium für Gesundheit.

BMG 1995: Rettungsdienst: 500 Mio. DM mittelfristig einsparbar. Pressemitteilung Nr. 75 v. 29. August 1995. Bonn. Bundesministerium für Gesundheit.

BÖHMER, ROMAN u.a. 1996: Taschenatlas Rettungsdienst/ Der ständige Begleiter für den Rettungs- und Notarztdienst /Mainz : Böhmer& Merz Verlag, 2. Völl. überarb. Aufl. : 1996

BRECHEISEN, ANDREAS 1992 : Psychische Belastungen des nichtärztlichen Rettungsdienstpersonals, Leben retten, Nr. 3 (1992) : 107 - 120

DEUTSCHER BUNDESTAG O.J.: 13. Wahlperiode, Drucksache 13/4826, Tbl. 4 : 47

DÖRMANN , MATTHIAS R. 1997 : Physiologie des Stress – Wirkung von Reizen auf den Organismus, SEG 4. Jg., Nr. 1 (1997) : 9 - 11

DÖHLER, GÜNTHER 1995 : Welche Auswirkungen hat das Gesundheitsstrukturgesetz auf den Rettungsdienst? Leben retten, 21. Jg.10, Nr. 3 (1995): 84 - 89

ERBE, ROLF-DIETER 1996: Schutzkleidung, , 1996, in Referateband 16. Bundeskongreß Rettungsdienst Aachen, Tagungsthema: Rettungsdienst in Europa. 176 – 186

FEDERIUK, CS, K. O`BRIAN UND TA SCHMIDT 1993: Job Satisfaction of Paramedics : The Effects of Gender and Type of Agency of Employment. Annals of Emergency Medicine, 1993; 22 : 657 – 662

GABER, W. UND H. HOEPPNER 1993: Rettungsdienst „Rückengerechter Arbeitsplatz?". Rettungsdienst, 16. Jg., Nr. 12 (1993): 917 – 920

GEBERT, DIETHER 1981: Belastung und Beanspruchung in Organisationen : Ergebnisse der Streß-Forschung. Stuttgart-Poeschel Verlag, 1981

GIERES, GEORGES 1997: Naturlatex-Allergie: Ein Problem in der präklinischen Notfallmedizin?. Rettungsdienst , 20. Jg., Nr. 1 (1997): 36 – 37

GOLDSTEIN, I-B.; L-D. JAMNER UND D. SHAPIRO 1992: Ambulatory Blood Pressure and Heart Rate in Healthy Male Paramedics During a Workday and a Nonworkday. Health Psychology, 11. Jg., Nr. 1 (1992): 48 – 54

GORGAß, B.; FRIEDRICH W. AHNEFELD UND ROLANDO ROSSI 1997: Rettungsassistent und Rettungssanitäter. 4. überarb. und erw. Aufl. – Berlin; Heidelberg; New York u.a. : Springer Verlag, 1997

GRÄML, E., VOGGENREITER, B. 1995: Der Arbeitsplatz des Rettungsdienstpersonals. Rettungsdienst, 18. Jg., Nr. 3 (1995): 50 – 52

GRAINGER, C.R. 1985: Mortality Data of Ambulancemen. Journal of Royal Society of Health : o.Jhg., Nr. 1 (1985): 28 – 30

HAMMER, J.S. [U.A.] 1986: Occupational Stress Within the paramedic Profession : An initial Report of Stress Levels compared to Hospital Employees. Annals of Emergency Medicine : 1986, Nr. 5 (1986): 45 – 47

HÄUSLER, ELKE 1995: Ernährung der Einsatzkräfte. 1995, in Referateband 15. Bundeskongreß Rettungsdienst Nürnberg, Tagungsthema: Rettungsdienst und Notfallmedizin: 79

JAMNER, LARRY D. [U.A.] 1991 : Ambulatory Blood Pressure and Heart Rate in Paramedics: Effects of Cynical Hostility and Defensiveness. Psychosomatic Medicine. 53 : 393 – 406 (1991)

JOHNSON, D.; W. HAMMOND und R.E. SHERMAN 1980: Hearing in an ambulance paramedic population. Annals of Emergency Medicine; 9/11: 557-561 (1980)

KOCH, B. 1996: Belastungsanalyse des im Rettungsdienst tätigen Personals. Leben retten, 22. Jg.10, Nr. 1 (1996): 21 – 30

KONIETZKO, K UND H. DUPUIS 1989: Handbuch der Arbeitsmedizin : Arbeitsphysiologie – Arbeitspathologie - Prävention. Loseblattsammlung; Landsberg a. L., - Ecomed Verlag 1989

KÜHNER, R. 1990: Das Fahrverhalten des Rettungspersonals unter Einsatzbedingungen. 1990, in Referateband 10. Bundeskongreß Rettungsdienst Köln, Tagungsthema: Rettungsdienst=Teamarbeit, S. 27 – 33

LAZARUS, R.S. und S. FOLKMAN 1984 : Stress, Appraisal and Coping. New York; Stuttgart – Springer Verlag, 1984

LUCAS, MARC GUY 1996: Streßtheoretisch fundierte Tätigkeitsanalysen zur gesundheitspsychologisch orientierten Untersuchung des nichtärztlichen Arbeitsplatzes im Rettungsdienst. Diss. Köln, S.300

MURPHY, A. [U.A.] 1994: Firefighters and Paramedics : Years of Service, Job Aspirations and Burnout. AAOHN Journal, 1994; Vol. 42, No. 11: 534 – 540

NEALE, AV. 1991: Work Stress in Emergency Medical Technicians. Journal of Occup. Medicine, 1991; Vol. 33; No. 9 : 991 – 997

OPPOLZER, ALFRED 1993: Ökologie der Arbeit : Mensch und Arbeitsumwelt, Belastungen und Gestaltungserfordernisse. Hamburg: VSA-Verlag, 1993

OPPOLZER, ALFRED 1989: Handbuch Arbeitsgestaltung : Leitfaden für eine menschengerechte Arbeitsorganisation. Hamburg: VSA-Verlag, 1989

OTT, ERICH UND ALFRED BOLDT 1983 : Wörterbuch zur Humanisierung der Arbeit. Mit Beiträgen von 61 Experten aus Wissenschaft und Betriebspraxis. Hrsg. Bundesanstalt für Arbeitsschutz, Dortmund.

REBENTISCH, EKKEHARD; HENNING-LANGE ASSCHENFELD UND HARTMUT ISING 1994 : Gesundheitsgefahren durch Lärm : Kenntnisstand der Wirkungen von Arbeitslärm, Umweltlärm und lauter Musik. München : MMV Verlag 1994; BGA Schriften; 94,1

REISCHL, UWE; THRIFT G. HANKS und PETER REISCHL 1981: Occupation related fire fighter hearing loss. American Industrial Hygiene Ass. Journal, 1981; Vol. 42; No. 9 : 656 - 662

ROHMERT, WALTER UND KURT LANDAU 1979: Das Arbeitswissenschaftliche Erhebungsverfahren zur Tätigkeitsanalyse (AET). – Bern; Stuttgart – Hans Huber Verlag, 1979

ROHMERT, WALTER UND JOSEPH RUTENFRANZ 1983: Praktische Arbeitsphysiologie. 3. neubearb. Aufl. - Stuttgart; New York – Thieme Verlag, 1983

ROESNER, H. 1987: Arbeitszeitregelungen im Rettungsdienst. 1987, in Referateband 7. Bundeskongreß Rettungsdienst Karlsruhe, Tagungsthema: Wirkung und Effizienz des Rettungswesens. 62 – 67

ROLOFF, JÖRG 1995: Rückenschule. 1995, in Referateband 15. Bundeskongreß Rettungsdienst Nürnberg, Tagungsthema: Rettungsdienst und Notfallmedizin. 76 – 78

RUNGGALDIER, KLAUS 1996: Latexallergie. Die „neue" Berufskrankheit im Rettungsdienst? Rettungsmagazin, 1. Jg., Nr. 6, (1996): 64 – 73

RUNGGALDIER, KLAUS und S. BERNDT 1997: Berufszufriedenheit des Rettungsfachpersonals. Rettungsdienst, 20. Jg., Nr. 8 (1997): 6 - 15

SCHMIEDEL, REINHARD; MANFRED UNTERKOFLER 1986: Unfallursachen bei Unfällen von Rettungsfahrzeugen im Einsatz. In: Berichte der Bundesanstalt für Straßenwesen [Hg.], Untersuchungen im Rettungswesen Bericht Nr. 17, Bericht zum Forschungsprojekt 7.8225/2; Bereich Unfallforschung, Bergisch-Gladbach (1986)

SCHMIEDEL, REINHARD 1997: Leistungen des Rettungsdienstes 1994/95, Zusammenstellung der Ausstattungs- und Leistungsdaten zum Rettungswesen 1994 und Analyse des Leistungsniveaus im Rettungsdienst für die Jahre 1994 und 1995. In: Berichte der Bundesanstalt für Straßenwesen [Hg.], Mensch und Sicherheit, Heft M72, Bergisch-Gladbach (1997)

SCHMIDT, MATTHIAS 1985: Arbeitsunfähigkeit bei Erkrankungen des Bewegungsapparates und Beruf. Bundesanstalt für Arbeitsschutz, Dortmund. - Bremerhaven : Wirtschaftsverl. NW, 1985. Schriftenreihe der Bundesanstalt für Arbeitsschutz. Forschung; Fb. 446)

SCHREML, NORBERT; ULRICH BOLM-AUDORF; HANS-JOACHIM WOITOWITZ 1986: Kardiale und neurohumorale Beanspruchung von Rettungssanitätern. Bundesanstalt für Arbeitsschutz, Dortmund. - Bremerhaven : Wirtschaftsverl. NW, 1986 Schriftenreihe der Bundesanstalt für Arbeitsschutz. Forschung; Fb. 466

SCHRÖMBGENS, MARIUS 1996: Arbeitszeitgesetz (ArbZG). 1996, in Referateband 16. Bundeskongreß Rettungsdienst Aachen, Tagungsthema: Rettungsdienst in Europa. 188 – 198

SCHOLZ, JOSEF FRANZ; HEINRICH WITTGENS 1992: Arbeitsmedizinische Berufskunde, 2. vollst. überarb. und erw. Aufl. – Stuttgart : Gentner, 1992

SLESINA, WOLFGANG 1987: Arbeitsbedingte Erkrankungen und Arbeitsanalyse : Arbeitsanalyse unter dem Gesichtspunkt der Gesundheitsvorsorge. Stuttgart: Enke.

STENGEL, MARTIN 1990 : Fehlende Motivation? Zur Situation des Alten- und Krankenpflegepersonals aus psychologischer Sicht. Zeitschrift für Arbeitswissenschaft. 1990; 44(16NF) No. 1: 37 - 45

STREICH, WALDEMAR 1986: Bilanz der Schichtarbeitsforschung im Programm Humanisierung des Arbeitslebens. Bundesanstalt für Arbeitsschutz, Dortmund. - Bremerhaven : Wirtschaftsverl. NW, 1986. 131 S. : graph. Darst. ->(Schriftenreihe der Bundesanstalt für Arbeitsschutz. Forschung ; Fb. 458)

WEISS S.J.; M.F. SILADY UND B. ROES 1996 : Effect of individual and work characteristics of EMTs on vital sign changes during shiftwork. American Journal of Energency Medicine, 1996; Vol. 14, No. 11: 640 - 644

WIDMER, MARTIN 1988: Stress, Stressbekämpfung und Arbeitszufriedenheit beim Krankenpflegepersonal. Diss., Zürich 1988. [Hrsg.: Schweizerisches Institut für Gesundheits- und Krankenhauswesen], Aarau – Schweiz.

WOLF, A. 1996: Schutzkleidung. 1996, in Referateband 16. Bundeskongreß Rettungsdienst Aachen, Tagungsthema: Rettungsdienst in Europa. 66 - 69

GESETZESQUELLEN UND REGELWERKE

ARBEITSGESETZE 1994 Arbeitsgesetze : Mit den wichtigsten Bestimmungen zum Arbeitsverhältnis / München : Deutscher Taschenbuch Verlag C.H. Beck. Stand 1. Juli 1994 . 5006

GESETZLICHE UNFALLVERSICHERUNG 1995 : Mit Nebenbestimmungen, dem Leistungs- und Fremdenrecht / München : Deutscher Taschenbuch Verlag C.H. Beck. Stand 1. Mai 1995. 5578

GRUNDGESETZ FÜR DIE BUNDESREPUBLIK DEUTSCHLAND 1975 : Hamburg : [Hrsg. Behörde für Schule, Jugend und Berufsbildung / Hamburg]. Deutscher Taschenbuch Verlag C.H. Beck.

HANDBUCH DES RETTUNGSWESENS 1993: DIN 75080, Teil 1, Aachen : Mendelverlag, 1993. Ergänz. 4/93, Ordner I, Abschn. E.1.1.1.